孩子认本草

沙漠和草原里的小中药

马增斌 主编

中国轻工业出版社

前言

　　小朋友，你能说出几个中国西北部的省份呢？有没有想到内蒙古、新疆、青海、甘肃等地名呢？中国的西北部有一望无际的荒漠，有与远天相接映的草地，还有巍巍的高原。

　　在这片经常被风沙掠过的大地上，有着多种地势地貌，高原、平原、草地、荒漠相间分布，复杂的地形和天气，使这里出现了很多有名的药材。很多药材产地还有着"千年药乡""天然药库"之称。

　　在广袤的沙漠、荒原上，许多植物为了顽强地生存下去，有着发达的根茎，比如根长可达三四米的甘草，它们通过根寻找水分，根也成为具有药用价值的部位。当归、党参、大黄、桔梗，都是以根入药。这些植物是这片土地上旺盛生命力的象征。

　　小朋友，这些生活在草原或荒漠上的植物，可能很多你都没有听过。但越是在恶劣的环境下，这些植物才越显得珍贵。还有的植物是防风沙的"战士"，比如沙棘树，它们和当地人生生不息地固守着土地。这些生活在西北大地上，经受烈日和风沙的中药材，等着你和它们打个招呼。

目录
CONTENTS

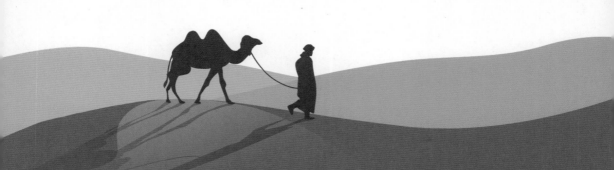

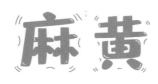

麻黄
发汗散寒

我是麻黄的草质茎。麻黄喜欢生活在干燥的地方，在山坡、平原、荒地、草原等处，你可能会找到它。麻黄常常一簇一簇地聚集生长，常被人认为是荒草。其实，我可是一味中药材呢。

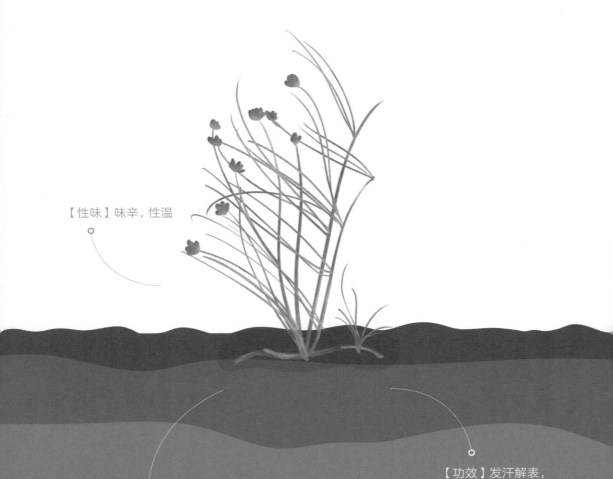

【性味】味辛，性温

【功效】发汗解表，利水消肿

【主治】风寒感冒，胸闷喘咳，浮肿

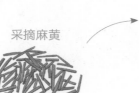

采摘麻黄

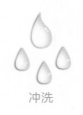

冲洗

听音频认本草

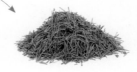

晒干

我是如何变成中药的

　　一般在 8~10 月份，农民伯伯会采摘新鲜的我，冲洗之后再晒干储存。平时把我放在干燥通风的地方，需要的时候直接取出来用，或者和蜂蜜一起在锅里翻炒后再用就可以了。

我从这里来

　　我来自麻黄的草质茎，也就是地面上能看到的绿油油的部分。我不像木头一样挺拔、坚硬，但是柔软的我韧性很强，不易折断。中药里提到我，多是指我家族中的草麻黄、中麻黄或木贼麻黄，一般只有它们才能被制成中药哦。

治疗风寒

　　小朋友，如果在户外因风吹受凉，病菌就容易侵袭人体，出现感冒症状。生麻黄可以增加我们的出汗量，让我们更快地把体内的病菌清理出去，从而缓解风寒感冒等症状。

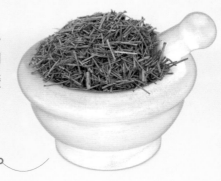

生麻黄

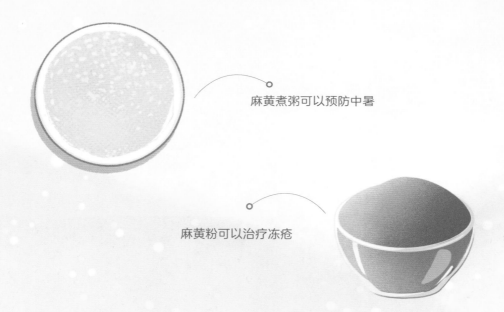

麻黄煮粥可以预防中暑

麻黄粉可以治疗冻疮

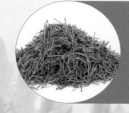

生活中的本草

据说，麻黄在古代曾因被人用错而惹出麻烦，因此被叫作"麻烦草"。后来，又因为麻黄的根是黄色的，又改叫为"麻黄"。

麻黄汤

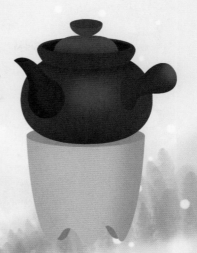

据史书记载，东汉末年，瘟疫频发。从小立志治病救人的医学家张仲景，决定好好研究中医本草汤药，并积极用于临床实践。他认真询问病人的病情，根据古方采药、熬药，用麻黄、桂枝、杏仁和炙甘草制成了一副麻黄汤。

麻黄汤能够帮助病人发汗、缓解头痛和四肢无力，半年后，张仲景终于把染上瘟疫的人都治好了

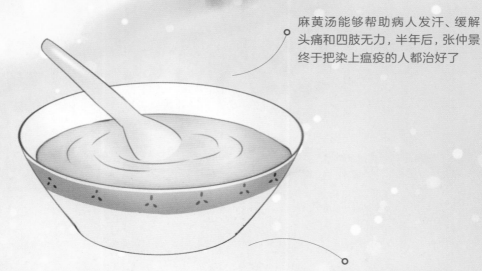

麻黄汤被记录在张仲景的著作《伤寒杂病论》中，流传至今

甘草
调和诸药

我是甘草，是植物甘草的根。中医里的"甘"就是"甜"的意思，因为我味道发甜，就被称作"甘草"。我在中药方剂里使用极为广泛，有"国老"之称，在《神农本草纪》中被列为上品。

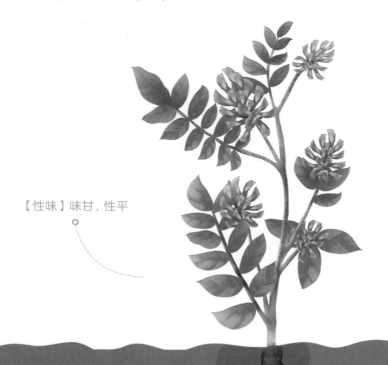

【性味】味甘，性平

【功效】补脾益气，清热解毒，祛痰止咳，调和诸药

【主治】脾胃虚弱，倦怠乏力，咳嗽痰多，脘腹疼痛，四肢疼痛

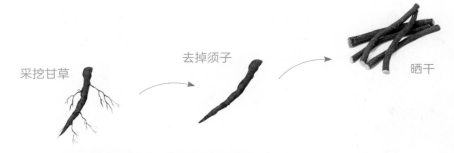

采挖甘草　去掉须子　晒干

我是如何变成中药的

　　从地下采挖出来后，要抖一抖我身上的浮土，帮我去掉没用的须子。接着我要接受"日光浴"，把我放在太阳下晒干就行了，要记住，我可不能用水洗哦。

　　为了更好地发挥我的作用，医生还会把我做成蜜炙甘草，也就是将我和蜂蜜一起炙烤，之后我的药性变得更加温和，具有润肺、止咳等功效。

我从这里来

　　我是甘草的根，生活在荒漠或草原的地下。在广袤的沙漠、平原上，甘草星星点点，却是最具生命力的存在。一般在秋季，甘草的叶子枯萎后，就可以破土见到我了。我在沙土底下长得可深了，可达三四米。只有这样，我才能在干旱的环境中汲取足够的养分。采挖的时候要小心，不要把我弄断或者弄伤了我的外皮哦。

中药"国老"

甘草有个别称叫作"国老"，它就像一位德高望重的老者，调节各种关系，缓和各种矛盾。

甘草可以调和不同药材的属性：药方中的一些药材药性比较猛烈时，甘草可以缓和药性，减少药物的副作用。

甘草还有解毒的作用，可以减弱药材的毒性。

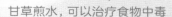
甘草煎水，可以治疗食物中毒

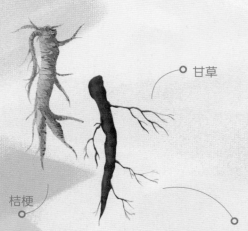
甘草

桔梗

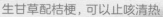
生甘草配桔梗，可以止咳清热

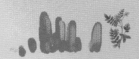

白芍甘草汤

甘草在中医里可谓鼎鼎有名，中医有"十方九草""无草不成方"的说法。

东汉名医张仲景的《伤寒杂病论》中共112种药方，其中用到甘草的方剂达70种。书中有一道芍药甘草汤，可以缓解筋肉痉挛。

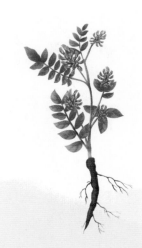

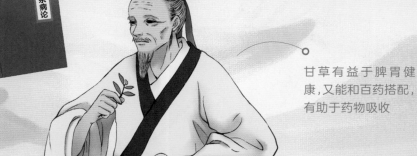

甘草有益于脾胃健康，又能和百药搭配，有助于药物吸收

现在的很多止咳药物中，都会添加一些甘草成分

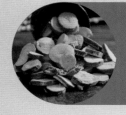

生活中的本草

甘草具有多种功效，但"是药三分毒"，不要过量服用哦，否则容易出现水肿、四肢无力、头晕头痛等不适症状。

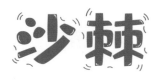

沙棘
消食止咳

我叫沙棘，是沙棘树的果实。沙棘树是一种古老的植物，在地球上已经生存了上亿年，有强大的耐寒、耐旱、耐贫瘠能力，生命力顽强。

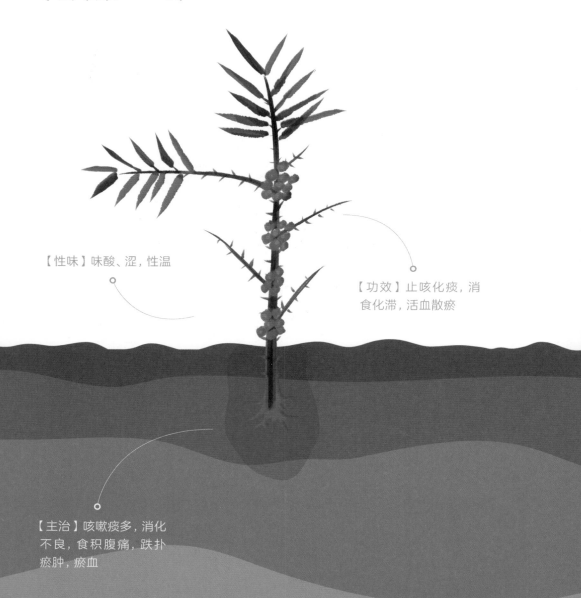

【性味】味酸、涩，性温

【功效】止咳化痰，消食化滞，活血散瘀

【主治】咳嗽痰多，消化不良，食积腹痛，跌扑瘀肿，瘀血

我是如何变成中药的

听音频认本草

人们把我当作食药两用的果实。每年秋、冬两季，人们开始大量采收沙棘。不过，我长有许多棘刺，而且很小，皮薄易破，果柄短且不易自然脱落，人工采摘非常困难。还好现在可以借助机械采收，除去杂质后晒干，或用水蒸后再干燥入药。

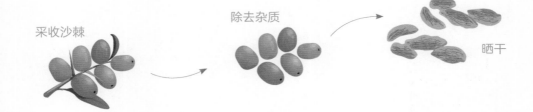

采收沙棘

除去杂质

晒干

我从这里来

我是沙棘树的果实，是一种能在恶劣环境下生长的果子，主要生活在新疆、甘肃、内蒙古等地区。我长得小巧玲珑，被采摘后在常温条件下只能保鲜 3 天，加上我生长的地方比较偏远贫瘠，交通欠发达，所以你很少能看到新鲜的我，一般都是被加工成饮料或食物。

维生素 C 之王

　　沙棘被誉为"维生素 C 之王"，我的维生素 C 含量远远高于猕猴桃等水果。小朋友多吃一些含维生素 C 的食物，可以增强身体免疫力，还能促进牙齿和骨骼的生长哦。

开胃消食

　　沙棘酸甜美味，有助于增强脾胃功能，具有开胃消食的功效。

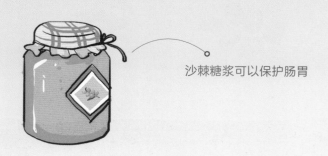

沙棘糖浆可以保护肠胃

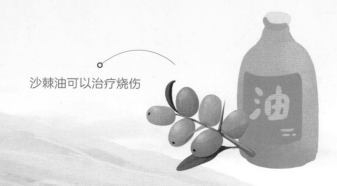

沙棘油可以治疗烧伤

沙棘原浆配蜂蜜

沙棘是一种药食同源的植物，营养丰富。如果吃不到新鲜的沙棘果，可以喝点沙棘原浆。

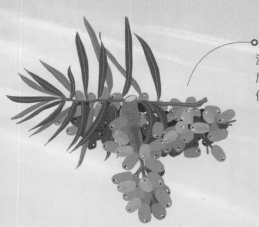

沙棘原浆是新鲜沙棘经压榨后得到的、未经勾兑的果汁，保留了沙棘的原始营养物质

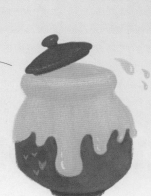

沙棘原浆口感酸涩，可以加一点蜂蜜，酸酸甜甜，营养又好喝

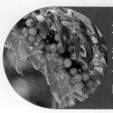

生活中的本草

沙棘树的灌丛茂密，根系发达，形成"地上一把伞，地面一条毯，地下一张网"的特点，还具有耐寒、抗风沙、可以在盐碱地生存等特性，所以常被用于防风固沙。我国西北部种植了大量沙棘树，用于沙漠绿化。

柴胡

疏肝解热

很多退热药里都有我。我是柴胡这种植物的根，喜欢生活在向阳干燥的荒山坡、田野或路旁，长着淡淡的小黄花。我深埋在地下，能入药哦。

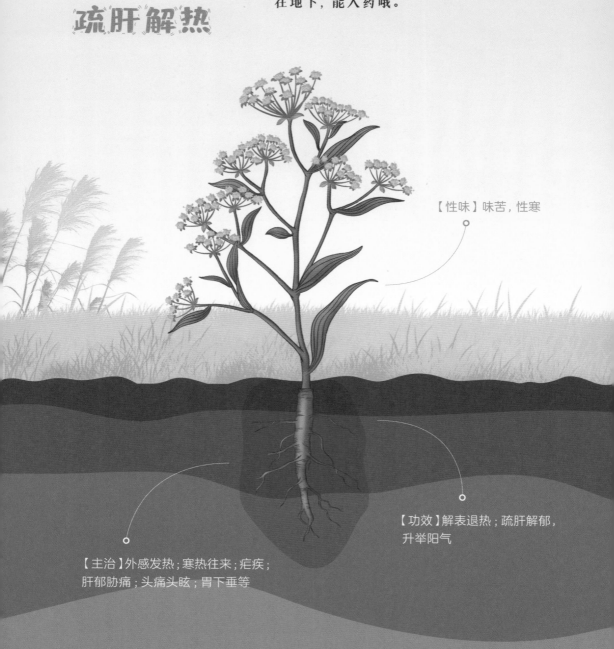

【性味】味苦，性寒

【功效】解表退热；疏肝解郁，升举阳气

【主治】外感发热；寒热往来；疟疾；肝郁胁痛；头痛头眩；胃下垂等

听音频认本草

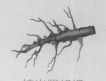
挖出柴胡根

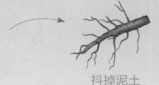
抖掉泥土

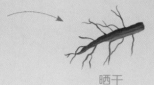
晒干

我是如何变成中药的

生长期2~3年的柴胡最适合采挖。每年秋季，当柴胡的种子变成黄黑色，叶子全部枯黄时，就可以采挖柴胡根了。注意不要直接拔，否则容易将我扯断。抖掉根部泥土，然后放在阳光下晒干，就可以入药了，也可以制成醋柴胡、酒柴胡服用。

我从这里来

我来自柴胡的根。又被叫作山菜、菇草、柴草等，含有柴胡皂苷、柴胡多糖、柴胡黄酮等多种药用成分，是常用的解表类药物。

解热退热

柴胡具有解热、退热的作用。如果你的身体感到一阵冷一阵热，并伴有咽喉痛、食欲欠佳、口苦咽干等症状时，可以考虑用柴胡搭配其他药物治疗。

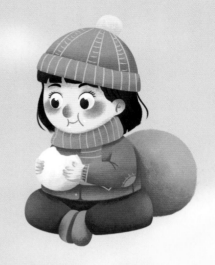

治疗胃下垂

有时候，身体里的器官会出现下垂的情况，例如，长期饮食不规律可能导致胃下垂。柴胡具有"托举"的作用，可以用于治疗胃下垂。

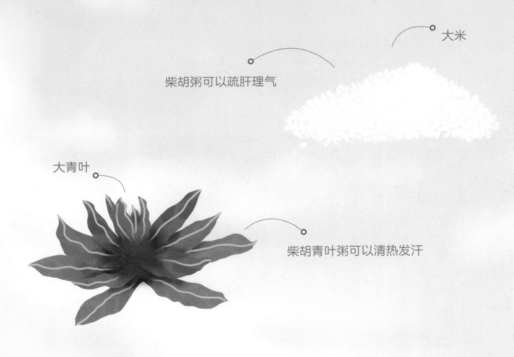

大米

柴胡粥可以疏肝理气

大青叶

柴胡青叶粥可以清热发汗

小柴胡汤

小柴胡汤是《伤寒杂病论》中的一道方剂，可以用于治疗身体忽冷忽热、口苦、咽干、目眩等，它们在中医里被称作"少阳病"。

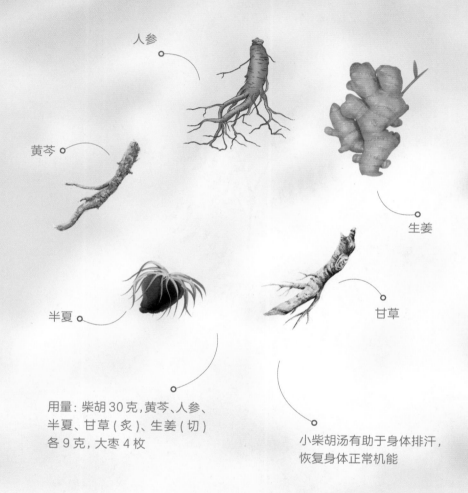

人参

黄芩

生姜

半夏

甘草

用量：柴胡30克，黄芩、人参、半夏、甘草（炙）、生姜（切）各9克，大枣4枚

小柴胡汤有助于身体排汗，恢复身体正常机能

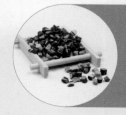

生活中的本草

柴胡是一种常见的清热中药，治疗效果良好，但小朋友不要自己口服柴胡配置的中药哦。一定要在医生的指导下服用，规范治疗。

黄芪

补气之王

植物黄芪是国家三级保护植物，虽然名气大，但长得很普通，即便你见过，没有人指点，可能也认不出来。我是植物黄芪的根，用我泡水喝，有助于强健身体。

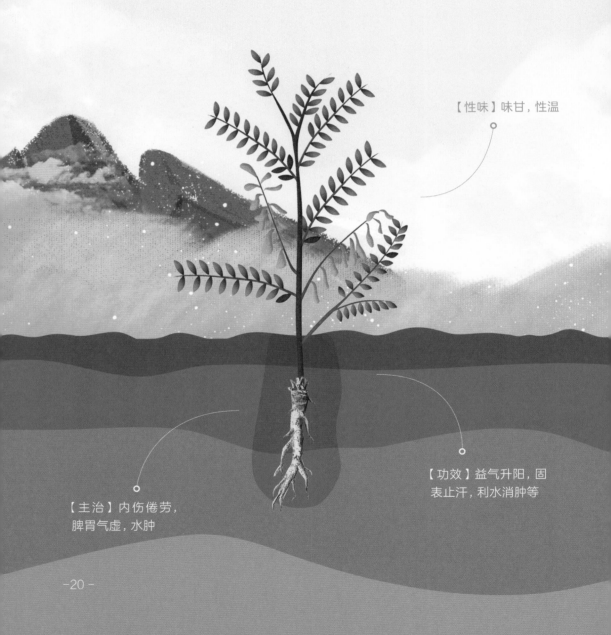

【性味】味甘，性温

【功效】益气升阳，固表止汗，利水消肿等

【主治】内伤倦劳，脾胃气虚，水肿

我是如何变成中药的

听音频认本草

我是黄芪的根。每年春、秋两季，将我采挖出来，抖一抖我身上的泥土，除去须根和根头，扎成捆、晒干、切片，就可以入药了。我的药用成分主要集中在表皮上，所以采挖的时候要小心哦。

挖出黄芪的根

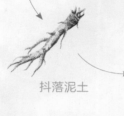

抖落泥土

除去须根和根头

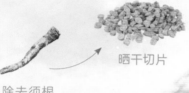

晒干切片

我从这里来

黄芪生活在我国北方各省向阳的草地和山坡上，耐旱，喜欢阳光。黄芪的生活区域不同，我的品质也不同。通常，生活在内蒙古、山西、甘肃、黑龙江区域的药材品质最好。

预防经常性感冒

有些小朋友一遇到天气变化就容易感冒，适当服用黄芪可以预防经常性感冒，但要在医生指导下服用哦。

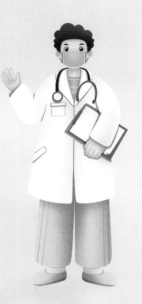

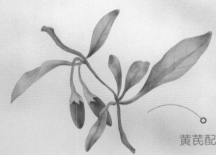

黄芪配枸杞子，可以增强体质

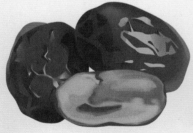

黄芪配大枣，可以预防感冒

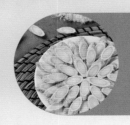

生活中的本草

黄芪药性温和，但长期食用容易出现上火的情况，不适合体质偏热的人服用。为了减弱黄芪的温性，常搭配菊花、金银花等清凉的药材使用。

黄芪泡水保健康

民间有"常喝黄芪汤，防病保健康"的说法，意思是常用黄芪泡茶喝，有助于补气升阳，增强体质。

上焦

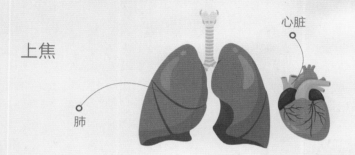

心脏

肺

中焦

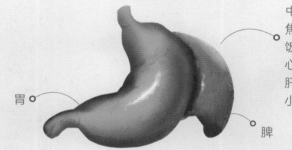

胃

脾

中医认为，黄芪可以补三焦之气，治疗面黄、无力、饭后肚胀、声音低懒等。心和肺属于上焦；脾、胃、肝、胆属于中焦；肾、大肠、小肠、膀胱属于下焦

下焦

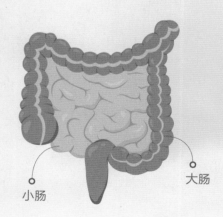

小肠

大肠

玉竹
清热生津

我是玉竹的干燥根，作为中药使用已有几千年历史，《本草纲目》中说我"味甘性平"。玉竹的根像竹子一样分为很多小段，看起来有点像迷你版的甘蔗，再加上颜色黄白似玉石，因此得名"玉竹"。

【性味】味甘,性平

【功效】养阴润燥,生津止渴,清热除烦

【主治】肺胃阴伤,燥热咳嗽,咽干口渴,内热消渴

我是如何变成中药的

听音频认本草

春秋两季，采挖栽种时间3~4年的玉竹，抖掉根部的泥土，除去须根和茎叶，晾晒至变软，然后揉搓；继续晾晒至微黄色，再进行揉搓，如此反复数次，直到玉竹根柔润光亮、无硬心，再晒至完全干燥。或将鲜玉竹蒸透后，边晒边揉，至柔软而透明时再彻底晒干。

挖出玉竹

去掉须根

晾干

我从这里来

玉竹的植株如其名，外形美观，枝叶翠绿，有几分竹子的风姿，花似铃铛，秀美可爱。玉竹喜欢生活在凉爽、湿润、没有积水的山野或者灌丛中，在寒冷的山地，还练就了耐寒的本领。

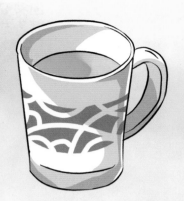

缓解唇干舌燥

　　在干燥阴冷的天气，比如冬春季，身体的水分消耗得很快，如果你不爱喝水，身体就会非常干渴，出现咳嗽、嗓子沙哑、舌干口燥等不适症状。玉竹能滋养我们的肺，日常生活中可以泡水喝。

美白护肤

　　玉竹常被加工成保健食品和护肤品，这是因为玉竹对面色暗淡、黑色素沉积等有一定的调节作用。

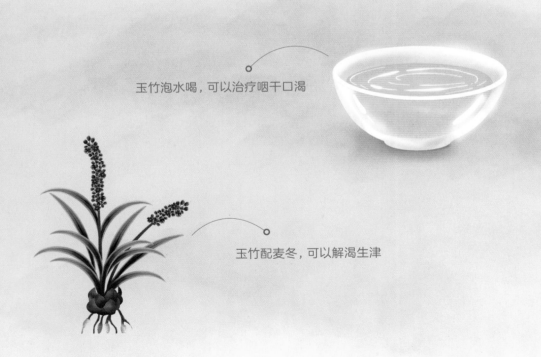

玉竹泡水喝，可以治疗咽干口渴

玉竹配麦冬，可以解渴生津

百合玉竹淮山粥

玉竹药食同源，不仅可以入药，在日常生活中也可以和多种食材搭配，做出难得的美味。比如下面这道百合玉竹淮山粥，一起看看做法吧。

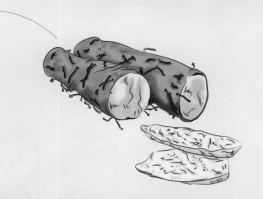

大米 50 克，百合 10 克，玉竹 15 克，淮山药 30 克，洗净后加清水煮沸，转小火熬煮成粥

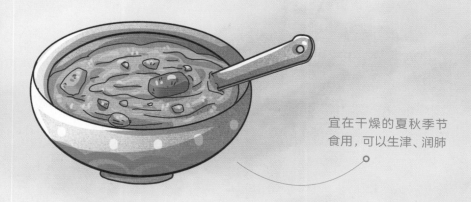

宜在干燥的夏秋季节食用，可以生津、润肺

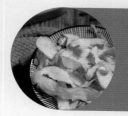

生活中的本草

玉竹有自己的用药禁忌，比如腹泻的人不能服用，需要时也不宜一次服用过多，小朋友们要注意哦。

赤芍

清热止痛

我叫赤芍，是芍药和川赤芍的干燥根。我是一种著名的野生中药材，应用历史悠久，有清热凉血、活血行瘀的功效，常与功效类似的牡丹皮一起使用。

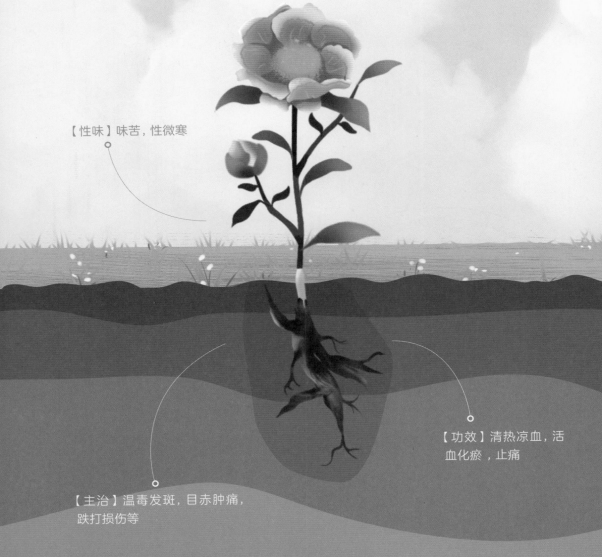

【性味】味苦，性微寒

【功效】清热凉血，活血化瘀，止痛

【主治】温毒发斑，目赤肿痛，跌打损伤等

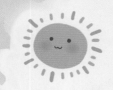

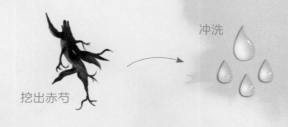
挖出赤芍　　冲洗

听音频认本草

切片晒干

我是如何变成中药的

　　每年的春、秋两季，采挖芍药或川赤芍的根部，除去须根及泥沙，冲洗干净，然后切片晾干，就可以作为中药使用了。

我从这里来

　　我来自野生芍药或川赤芍的根。其中，野生的芍药多生长在山地和草原上，喜欢阳光，抗旱耐寒，是一种非常坚强的植物。我主要生活在内蒙古的草原上，在那里生活的我品质是最好的。7月是我开花的季节，在绵延不尽的草原上，你可以看到我的花。

缓解眼部肿痛

　　赤芍是一种较为常用的中药材，主要的功效包括清热、凉血、化瘀等，可以改善视物模糊、眼部发红肿痛等症状。如果脸上起小痘痘，也可以适当食用赤芍汤药等调理哦。

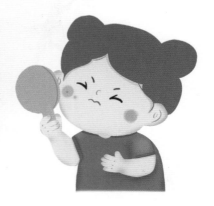

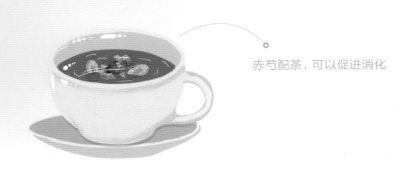

赤芍配茶，可以促进消化

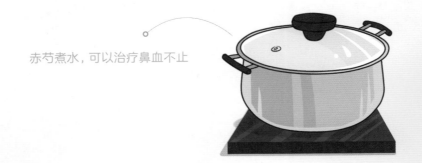

赤芍煮水，可以治疗鼻血不止

"糟皮粉渣" 者为佳

赤芍的品质有好有差，为了保证疗效，就需要我们学会挑选它。

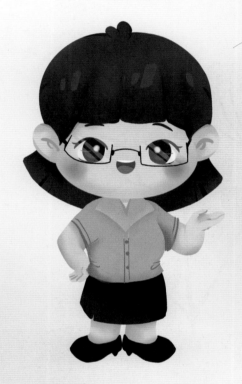

"糟皮粉渣"者为佳。所谓"糟皮粉渣"是指赤芍根表面呈暗棕色，粗糙，外皮易脱落，断面为微红色。

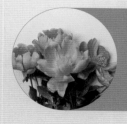

生活中的本草

芍药既能药用，又具有较高的观赏价值，被誉为"花仙"和"花相"。芍药也是中国传统绘画艺术中的常见花卉，象征着友谊、爱情等。

当归
活血润肠

我是当归，古代有"十方九归"的说法，即十个中药方里有九个会用到我。我的头、尾、身都可以入药，但功能侧重点不同。比如，当归头善于补血，当归尾善于活血，或者选择全当归，功能更全面。

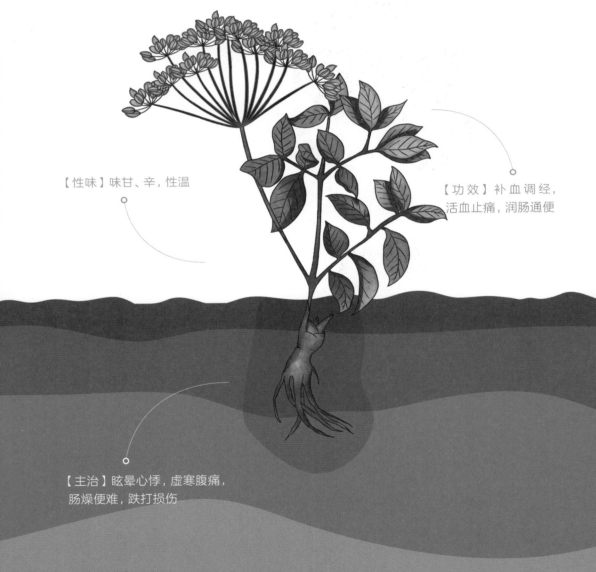

【性味】味甘、辛，性温

【功效】补血调经，活血止痛，润肠通便

【主治】眩晕心悸，虚寒腹痛，肠燥便难，跌打损伤

我是如何变成中药的

听音频认本草

通常在 11 月上旬将我采挖，之后抖去泥土，用水浸泡 2 个小时。等我变得水润柔软，切成小片，就制成了全当归片。用酒小火上炒一炒，能够提升药效。

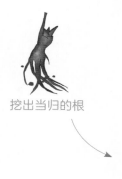

挖出当归的根

抖去泥土

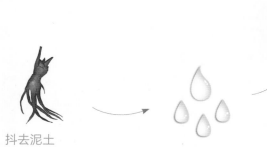

用水浸泡

切片

我从这里来

我来自当归这种植物。当归主要生活在甘肃东南部的岷县。当归不喜欢烈日，喜欢生活在海拔较高、气候比较凉爽的地方。我要长到第 2 年的时候才能被采挖入药。但要注意，如果生长时间过长，我会慢慢变空，失去药用价值哦。

活血止痛

当归可以活血，而且药性温和，即使没有病症，生活中也可以适时用当归来煲粥和炖汤。

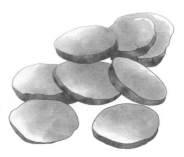

当归还可以止痛，比如遭受跌打损伤的时候，可以考虑当归搭配白芍服用，能够活血化瘀，疏解疼痛。

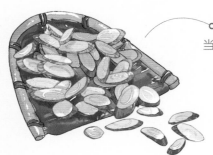

当归配黄芪，可以改善乏力倦怠

当归连同桂枝、芍药、细辛等煎水服用，可以治疗手脚寒冷

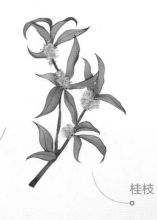

桂枝

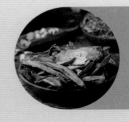

生活中的本草

当归主产于我国的甘肃东南部，其中以岷县的当归质量尤佳，十分出名，被称为"岷归"，岷县也因此被称作"中国当归之乡"。

黄芪当归羊肉汤

生姜、羊肉和当归都是温性食物，再搭配黄芪，有助于治疗或缓解贫血、头晕、心悸、乏力、面色苍白等。一起看看黄芪当归羊肉汤的做法吧。

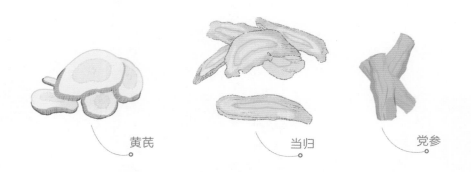

黄芪　　　当归　　　党参

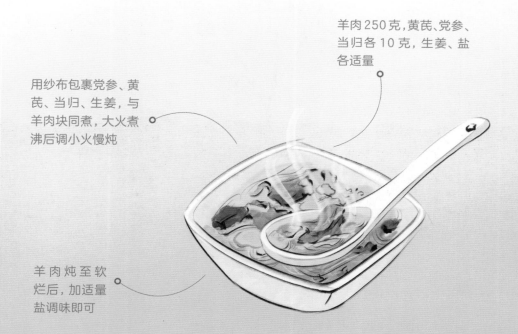

用纱布包裹党参、黄芪、当归、生姜，与羊肉块同煮，大火煮沸后调小火慢炖

羊肉 250 克，黄芪、党参、当归各 10 克，生姜、盐各适量

羊肉炖至软烂后，加适量盐调味即可

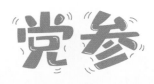

党参
强健身体

　　我是党参，是一种很常见的中药材，可以代替人参使用。我有助于强健身体，身体比较虚弱的人可以和我"做伙伴"。我含有较多的糖分，尝起来甜甜的哦。

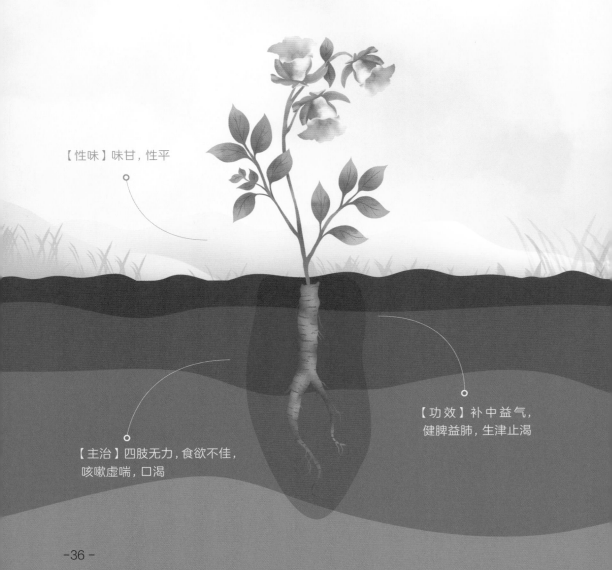

【性味】味甘，性平

【主治】四肢无力，食欲不佳，
咳嗽虚喘，口渴

【功效】补中益气，
健脾益肺，生津止渴

我是如何变成中药的

我一般在每年的秋季采挖。挖出后洗净、晾晒，用的时候洗净、切片，可以直接水煮，也可以和蜂蜜一起炒制等，有助于增强人的脾胃功能。

挖出党参

洗净

晾晒

我从这里来

我是桔梗科植物党参、素花党参或者川党参的干燥根。这些植物生活在甘肃、山西等多个地方，喜欢凉爽的环境，能耐寒。它们的"头部"会簇成一团，像一个狮子的脑袋，因此又被称作"狮头参"。质量上佳的我，质地柔润，味甜气香。

补气生津

党参可以补肺气和脾气。小朋友如果常常感到疲乏无力，没有胃口，可能是脾气不足造成的；说话时有气无力，跑两步就气喘吁吁，则可能是肺气不足造成的。

党参还有生津的作用，小朋友如果平时出汗较多，时常感到口干，也可以适当吃一些党参。

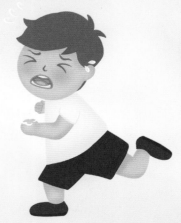

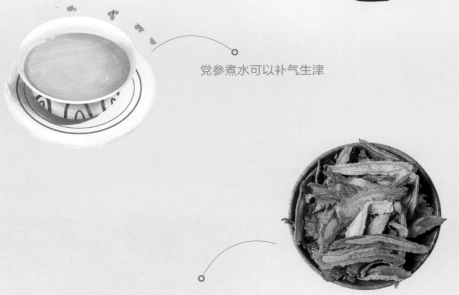

党参煮水可以补气生津

党参配当归可以活血健脾

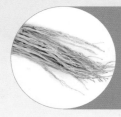
生活中的本草

党参也被称为"小人参"，功效和人参相当，但药性温和，适合日常食用，而且没有太多的限制条件，体力较虚弱的小朋友也可以吃一些哦。

气血三宝汤

　　党参药食同源，既可以煮水，也可以煲汤。用鸡肉和黄芪、当归、党参一起煲汤，味道鲜美，还有助于增强体质，被称作"气血三宝汤"。如果再加一些红枣、枸杞子，营养更佳。下面一起看看它的制作方法吧。

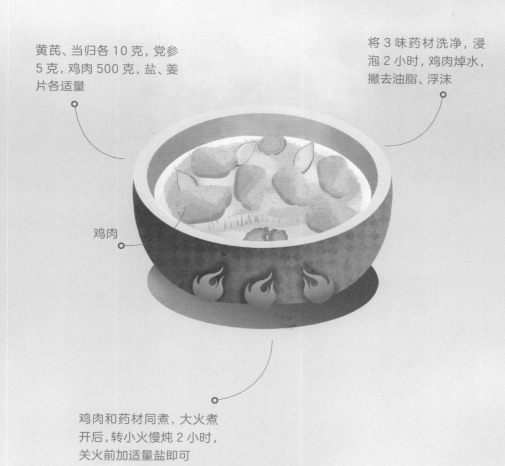

黄芪、当归各 10 克，党参5 克，鸡肉 500 克，盐、姜片各适量

将 3 味药材洗净，浸泡 2 小时，鸡肉焯水，撇去油脂、浮沫

鸡肉

鸡肉和药材同煮，大火煮开后，转小火慢炖 2 小时，关火前加适量盐即可

茜草

化瘀止血

我是茜草这种植物的干燥根或根茎。茜草是一种攀援草本植物，在生长的地方互相牵引，连接成片，最长可达 12 米。区别于很多植物的茎，茜草的茎有四棱，里面有一根像管子的白色茎髓，是输送营养物质的通道。

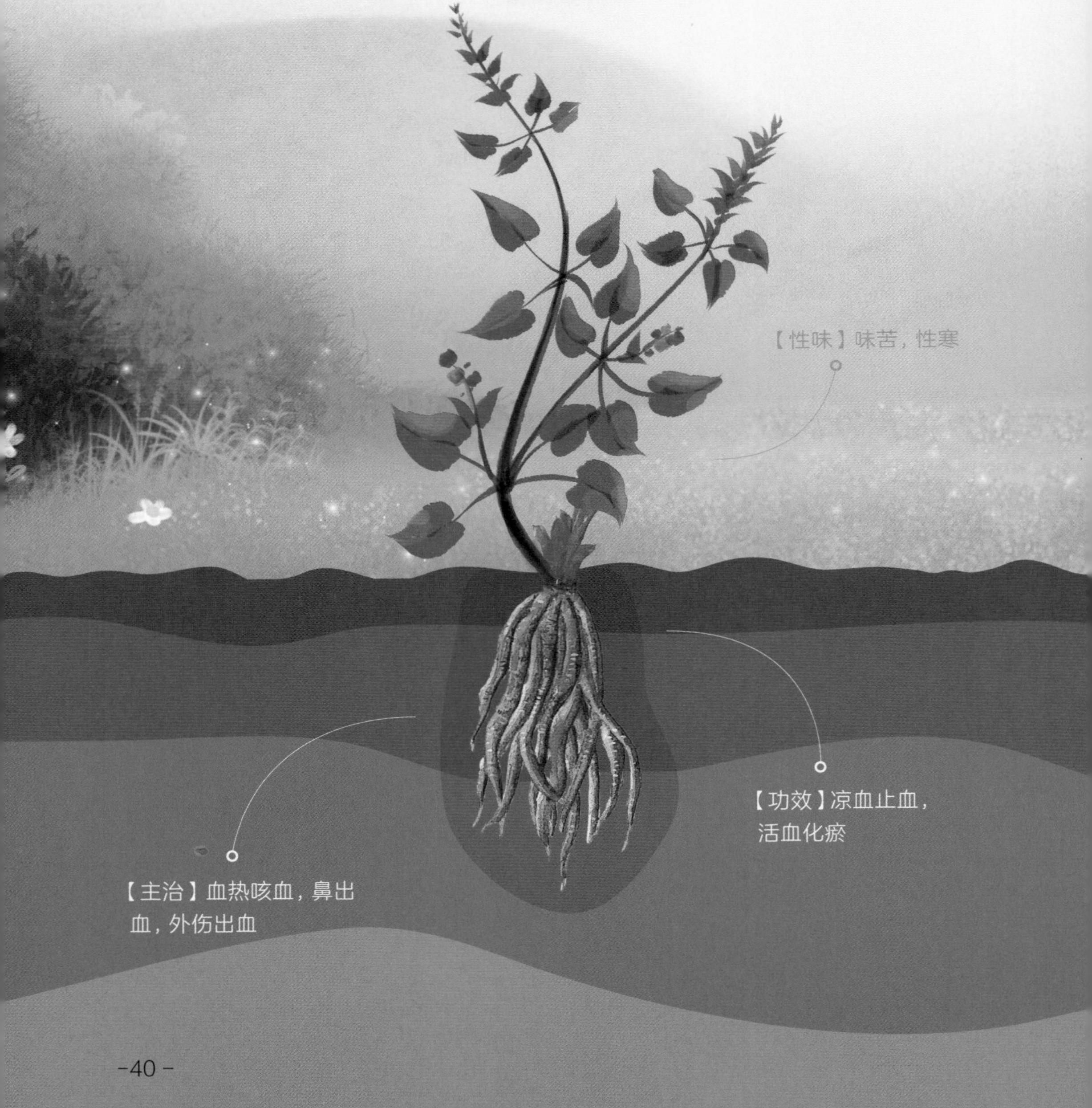

【性味】味苦，性寒

【功效】凉血止血，活血化瘀

【主治】血热咳血，鼻出血，外伤出血

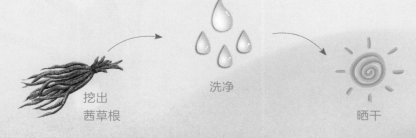

挖出
茜草根

洗净

晒干

我是如何变成中药的

　　每年秋季，顺着长长的藤枝就可以找到并采挖我啦，将我洗净、晒干就可以入药了。需要注意的是，新鲜茜草的茎和叶上有密密麻麻的倒刺，采挖的时候记得戴上手套哦。

我从这里来

　　茜草在地面上有长长的茎叶，喜欢攀援生长。我也是长长的，还有很多根须。我喜欢凉爽湿润的环境，生活在低山坡、灌木丛中。我是红色的，在古代不仅是一味药材，还被当成染料使用。

止血清热

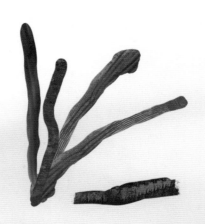

茜草又叫"血见愁"，既能凉血止血，也能活血化瘀，身体的各种出血问题都可以考虑使用茜草治疗。

茜草还有清热止咳的作用，常与车前子、泽泻等同用，治疗黄疸等。

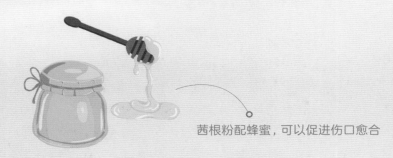

茜根粉配蜂蜜，可以促进伤口愈合

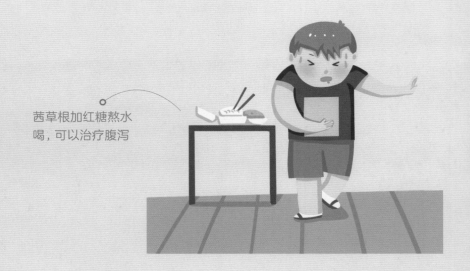

茜草根加红糖熬水喝，可以治疗腹泻

茜草炭和炒茜草

茜草可以直接水煮去渣后饮用，也可制成茜草炭、炒茜草等再使用，功效相对来说会更好一些。

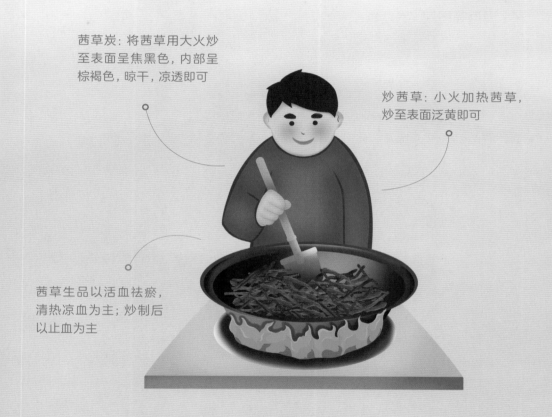

茜草炭：将茜草用大火炒至表面呈焦黑色，内部呈棕褐色，晾干，凉透即可

炒茜草：小火加热茜草，炒至表面泛黄即可

茜草生品以活血祛瘀，清热凉血为主；炒制后以止血为主

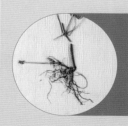

生活中的本草

"茜"字在古代的意思是"红色"，茜草的根就是红色的。在古代，人们把茜草根煮出来的水作为天然的染料使用，染出的布呈淡粉色，淡雅美观。

大黄
泻热通肠

我是大黄，因为长得"个大色黄"而得名。我又被称作"将军"，这是因为我药性猛烈，泻下、泻火能力都很强，如同不可抵挡的将军。但我也有温柔的一面，能够缓慢地调理身体。因此，我是一味亦刚亦柔的药材。

【性味】味苦，性寒

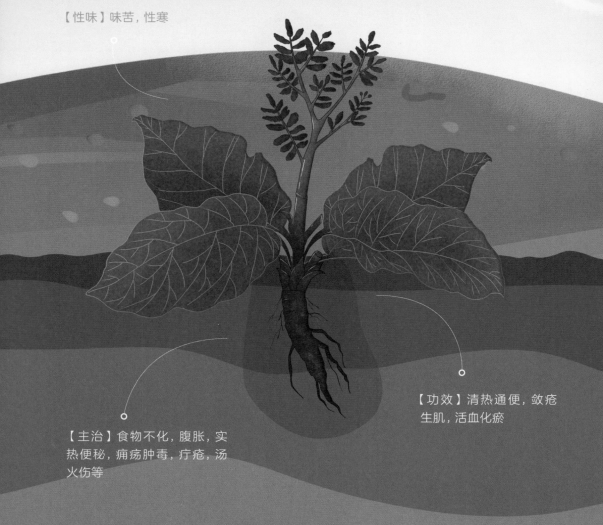

【主治】食物不化，腹胀，实热便秘，痈疡肿毒，疔疮，汤火伤等

【功效】清热通便，敛疮生肌，活血化瘀

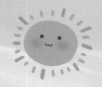

我是如何变成中药的

听音频认本草

　　每年 9~10 月份，在大黄的茎叶枯萎之后，选择生长 3 年以上的植株，挖开四周泥土，挖出根部，抖掉泥土，除去细根；刮去根茎外皮，切成小段，用绳穿成串，晒干就可以了。

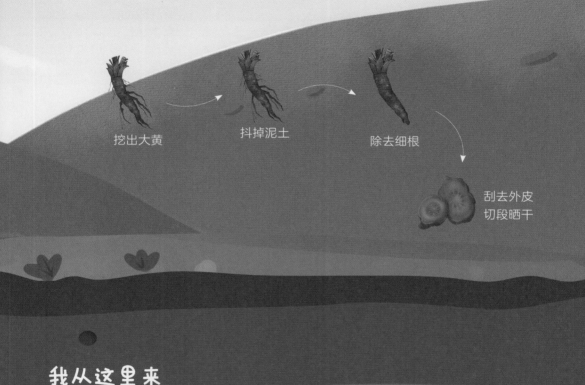

挖出大黄　　　　抖掉泥土　　　　除去细根

刮去外皮
切段晒干

我从这里来

　　我来源于蓼科植物大黄的干燥根。大黄喜欢生活在阴冷潮湿的山地或草坡，常出现在甘肃、青海这些地方。大黄的生长周期较长，要在地里长 3~4 年才能长大成熟，制成药材。如果是人工栽培，在同一片土地上，大黄需要和别的植物轮换着种植，这样才能长得更好。

治疗便秘

便秘就是指人体不能顺利通畅地排出大便。大黄能促进肠道蠕动，还能够留住肠道内的水分，可用于治疗便秘。

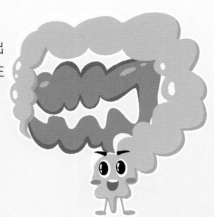

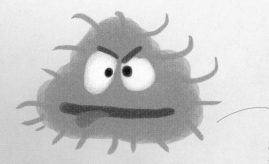

水煮生大黄，可以治疗口腔溃疡

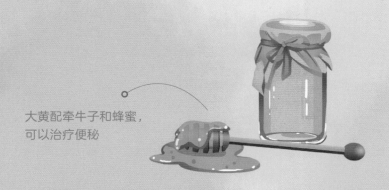

大黄配牵牛子和蜂蜜，可以治疗便秘

用之得当赛人参

　　合适剂量的大黄有安和五脏、调理脾胃等功效，可以媲美人参。注意，大黄不能长期大量服用。

小剂量大黄以"补"为主
1 克以下可助消化

大剂量大黄以"攻"
为主，可通泻

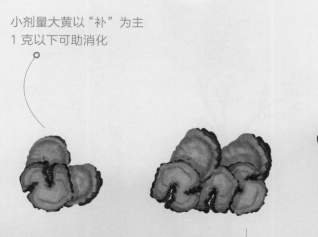

中等剂量（1~2 克）
可缓泻、去瘀血

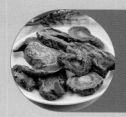

生活中的本草

大黄根据药用制作方法不同，可分为生大黄、熟大黄、醋大黄、酒大黄、大黄炭等，疗效各有不同。比如，生大黄有很强的通便作用，酒大黄则多用于活血化瘀等。

桔梗
止咳利咽

小朋友，你会唱《桔梗谣》吗？我就是这首童谣里所唱的桔梗的根。我结实而梗直，因此得名。每年的7到9月，桔梗会开出暗蓝色或暗紫白色的花朵。

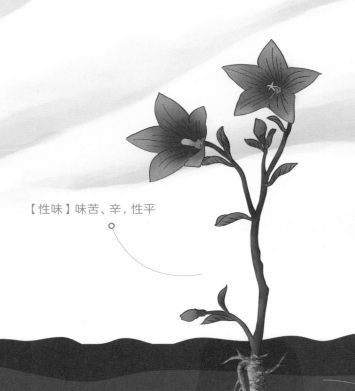

【性味】味苦、辛，性平

【功效】宣肺，祛痰，止咳，排脓

【主治】咳嗽痰多，胸闷不畅，咽痛音哑

我是如何变成中药的

听音频认本草

桔梗多在春、秋两季采挖，使用的叉子可达半米长，以免把我弄断。挖出后洗净，除去细根，趁鲜剥去外皮，并尽快晒干，就可以准备入药啦。

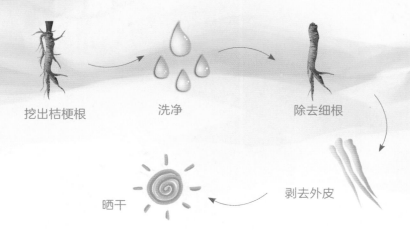

挖出桔梗根　　　　洗净　　　　　　除去细根

晒干　　　　　　　　　　剥去外皮

我从这里来

我来自桔梗的根。桔梗喜欢凉爽的气候，能耐寒，生活在内蒙古、东北等地区。由于生长地冬天较寒冷，所以我肥厚粗壮，可以贮存更多的养分，帮助植物越过严冬。

治疗咽痛

桔梗是止咳化痰类药物，也是十分常用的利咽药物，可用于治疗咽喉肿痛等。

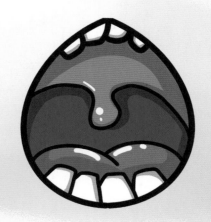

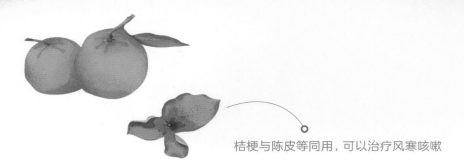

桔梗与陈皮等同用，可以治疗风寒咳嗽

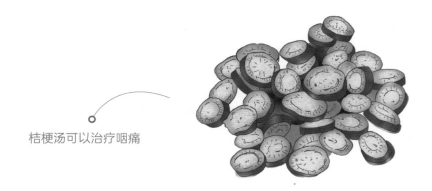

桔梗汤可以治疗咽痛

动听的桔梗谣

小朋友，桔梗是朝鲜族人民喜爱吃的一种野菜，《桔梗谣》则是一首朝鲜族民歌，悠扬欢快，可以试着学一下哦。先了解一下歌词吧。

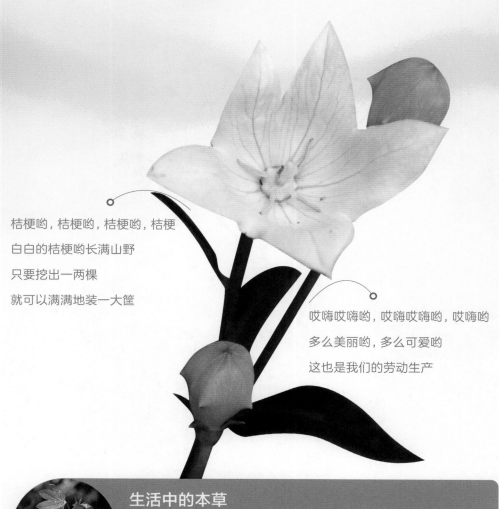

桔梗哟，桔梗哟，桔梗哟，桔梗
白白的桔梗哟长满山野
只要挖出一两棵
就可以满满地装一大筐

哎嗨哎嗨哟，哎嗨哎嗨哟，哎嗨哟
多么美丽哟，多么可爱哟
这也是我们的劳动生产

生活中的本草

桔梗不仅可以用作药材，在民间也被制成凉菜食用。将桔梗洗净切丝，放入粗盐反复揉搓，去除苦味和辛辣味，再倒入辣椒、蒜泥、白糖和盐搅拌均匀，就可以端上桌食用啦。

防风

解表祛风

我是多年生草本植物防风的干燥根。古人认为，风是"百病之长"，很多疾病都是由风引起的，常伴有眩晕、抽搐等症状。顾名思义，我能治疗很多和风相关的疾病哦。

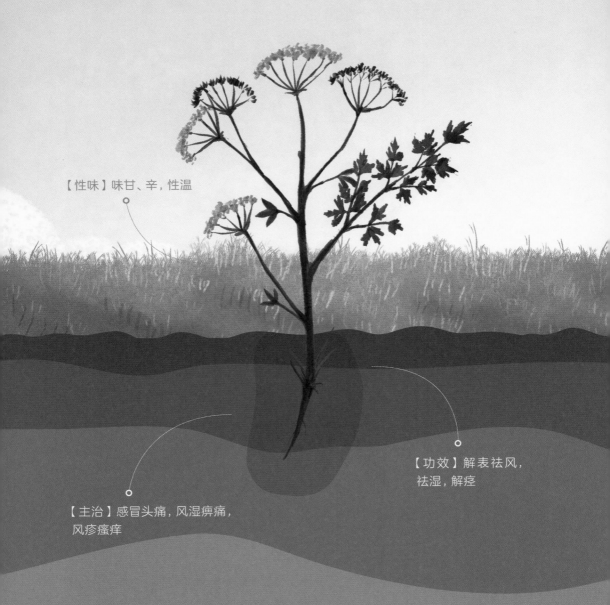

【性味】味甘、辛，性温

【功效】解表祛风，祛湿，解痉

【主治】感冒头痛，风湿痹痛，风疹瘙痒

我是如何变成中药的

　　防风一般在栽种后的第二年冬季采挖，挖出后去掉残茎、须根，抖掉泥土，放在太阳下晒干。采挖时注意选取未开花的植株，否则我的营养物质可能已经被消耗，不能再入药。

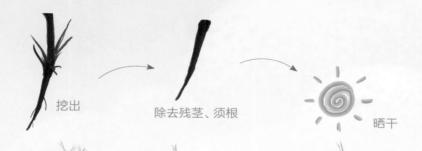

挖出　　　　除去残茎、须根　　　　晒干

我从这里来

　　我来自防风的根部，生活在草原、丘陵和多石的山坡上。在野生环境下，我需要生长 6~7 年才能被挖掘。我的切面木部是黄色的，皮部是红棕色的，看起来就像一个"凤眼圈"，这也是我的特征之一。

解热镇痛

　　防风有较为显著的解热作用，可以疏散风热等。此外，防风还有一定的镇痛作用，可用于缓解关节疼痛。

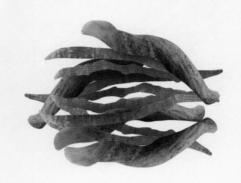

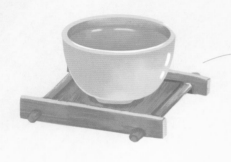

防风和甘草碾成粉末冲服，可以预防感冒

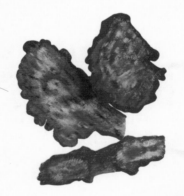

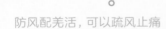

防风配羌活，可以疏风止痛

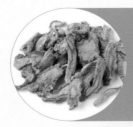

生活中的本草

　　"五月底，六月初，家人买纸糊窗户"，猜两味中药。谜底是半夏和防风。夏季，人们会饮用过度的冷饮或者是吹风，这时候就需要"防风"。"防风"有两层意思，一是夏季不要因为贪凉而吹风，二是如果因为贪凉而感冒，可以使用中草药防风来医治。

玉屏风散

　　玉屏风散是一剂中医药方，如同一面结实坚固的挡风墙，保护身体这座"城池"不受风的侵扰，可用于治疗感冒、咳嗽、鼻炎等。

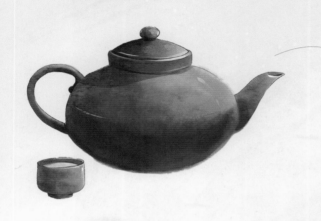

材料：防风 10 克，黄芪 20 克，白术 12 克

水煎服（砂锅煮汁后服用）

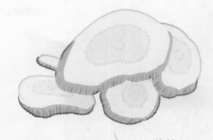

黄芪

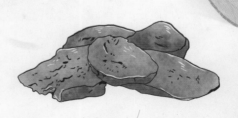

白术

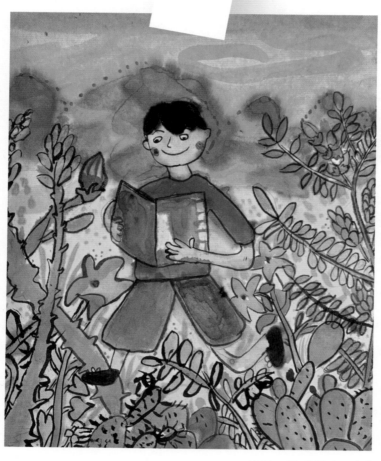

绘画：马千墨（7岁）